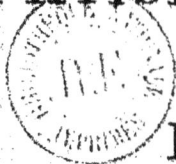

PHTISIES PULMONAIRES

ET

LARYNGÉES

RÉSULTATS CLINIQUES OBTENUS EN UNE ANNÉE DE TRAITEMENT DES TUBERCULOSES

PAR L'EMPLOI INTENSIF

de l'iode métalloïde en combinaison organique instable associé à des phosphates physiologiques

ET EN INHALATIONS

PAR

Le Dʳ CADIER et L. JOLLY, Phᶜⁱᵉⁿ

Membres de la Société de Médecine et de Chirurgie Pratiques de Paris.

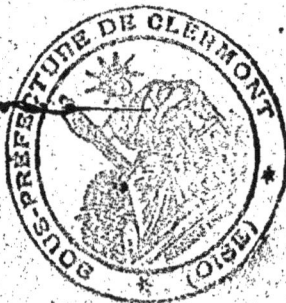

CLERMONT (OISE)

IMPRIMERIE DAIX FRÈRES

3, PLACE SAINT-ANDRÉ, 3

—

1892

PHTISIES PULMONAIRES

ET

LARYNGÉES

RÉSULTATS CLINIQUES OBTENUS EN UNE ANNÉE DE TRAITEMENT DES TUBERCULOSES

PAR L'EMPLOI INTENSIF

de l'iode métalloïde en combinaison organique iustable associé à des phosphates physiologiques

ET EN INHALATIONS

PAR

Le Dr CADIER et L. JOLLY, Ph^{iens}

Membres de la Société de Médecine et de Chirurgie pratiques de Paris.

———

Le bacille de Koch est le microbe qui engendre la tuberculose ; c'est admis aujourd'hui à peu près unanimement. Mais l'observation quotidienne à établi, d'une manière non moins incontestable, qu'on ne devient jamais tuberculeux d'emblée ; qu'il faut, pour le devenir, que l'organisme ait été préparé par une prédisposition soit native, soit acquise. En d'autres termes, l'évolution tuberculeuse est subordonnée d'une manière absolue à l'état du terrain.

Le traitement de la tuberculose, pour être efficace, doit donc répondre à des indications multiples : il doit être antimicrobien énergique et diffusible, afin de détruire les microbes en allant les atteindre dans leur siège, en quelque endroit qu'il soit ; et, simultanément, reconstituant pour mettre l'organisme en état de lutter contre l'infection microbienne ; le stériliser, afin de fermer la porte à toute infection, ou à toute extension des microbes, s'ils sont cantonnés dans des ilots imperméables.

Pour arriver à régénérer l'organisme ; il importe, au préalable, d'établir bien nettement les modifications qui se sont produites au sein des éléments histologiques des tissus pour les rendre aptes à subir l'infection tuberculeuse. Les travaux enregistrés au jour le jour dans la science nous fournissent assez de documents qui, rapprochés et interprétés, nous permettent de préciser la nature des modifications qui s'opèrent.

Nous savons que tous les éléments anatomiques des tissus sont essentiellement composés de matériaux azotés de nature ou d'origine protéique et qu'ils renferment en outre une petite quantité de différentes espèces de phosphates minéraux. Une partie de ces deux espèces de matériaux azotés et phosphatés est immobilisée dans la structure des éléments, afin d'assurer la permanence de leur forme et de leur consistance ; l'autre, mobile, intercalée avec le protoplasma vivant, sert à l'accomplissement des phénomènes vitaux de ces éléments.

Rommelaere et Condorelli, Magnoni, Crickx, en prenant des malades à tous les degrés, ont établi qu'il y a une azoturie constante chez tous les tuberculeux. La diminution de l'urée qui s'observe en même temps démontre que l'action oxydante est moins énergique dans l'économie. D'autre part, en déterminant avec toute l'exactitude possible la quantité d'aliments ingérés, on observe une proportion plus élevée d'azote à la sortie qu'à l'entrée. Il ressort de ces faits observés la preuve évidente de la dénutrition de l'individu et la diminution de la puissance assimilatrice des éléments histologiques.

On peut déduire de ces résultats que la suralimentation des tuberculeux, qui était en grande vogue, il y a quelques années, ne suffit pas pour améliorer leur constitution ; puisque l'économie n'est apte à utiliser qu'une faible partie des matériaux qu'on lui apporte ; et, conséquemment, l'augmentation de poids qui a pu être observée ne nous semble pas pouvoir être invoquée comme preuve du relèvement de la puissance nutritive de l'organisme.

On a observé pour l'élimination des phosphates des résultats absolument identiques à ceux de la désassimilation azotée.

Les effets de cette dénutrition se traduisent très visiblement par un amaigrissement plus ou moins prononcé et une diminution marquée de l'énergie vitale des sujets.

Si les fonctions nutritives cellulaires sont d'une importance capitale ; si de leur accomplissement normal résulte la conservation de l'énergie vitale et la faculté de résister aux infections diverses ; on a fréquemment l'occasion d'observer que, chez l'homme, une foule de causes des plus variées et des plus dissemblables peuvent modifier cette nutrition cellulaire et amener la débilitation des sujets. Chez les goutteux, les rhumatisants, les herpétiques, chez les arthritiques, en un mot, qui peuvent devenir tuberculeux et engendrer des enfants préparés à la tuberculose par la déchéance organique héréditaire, ne trouvons-nous pas l'acide urique en excès dans les liquides physiologiques et dans le sang ; ne savons-nous pas qu'il exerce une action toxique sur les éléments histologiques et altère leur nutrition ? N'observons-nous pas des phénomènes semblables avec l'alcoolisme ? Chez les syphilitiques, qui sont éminemment tuberculisables, n'observons-nous pas encore une déchéance vitale sous l'influence d'un virus infectieux ? N'existe-t-il pas encore beaucoup d'autres modes d'intoxication que nous pourrions citer ?

A côté de ces causes puissantes, n'en trouvons-nous pas une foule d'autres de peu de valeur en apparence et qui, cependant, arrivent à débiliter considérablement les individus ? Nous citerons l'inanition nutritive qui peut être produite par l'alimentation insuffisante, de mauvaise qualité, les affections de l'estomac ; l'inanition respiratoire résultant du séjour dans des atmosphères confinées, telles qu'ateliers mal aérés, bureaux trop étroits, chambres encombrées, etc.; l'insuffisance lumineuse, etc., etc. Il résulte de travaux nombreux et divers que toutes ces causes différentes exercent une action identique sur les éléments anatomiques. Elles contribuent à produire des digestions intra-cellulaires vicieuses qui font obstacle à la nutrition histologique et il se forme sous cette influence des produits toxiques (leucomaïnes, albumoses toxiques, etc.), qui tendent à augmenter et à continuer ces altérations nutritives, longtemps encore après que les causes déterminantes ont cessé d'agir.

Lorsque les causes débilitantes sont dues à une hygiène défectueuse, lorsqu'elles n'ont pas exercé par trop longtemps leur action, on peut espérer relever l'état général des individus en les plaçant dans de meilleures conditions hygiéniques ; mais lorsque leur action a été longtemps prolongée, lorsque l'affaiblissement est dû à d'autres causes et plus encore, lorsqu'il résulte de transmissions héréditaires, l'hygiène seule est insuffisante pour régénérer les constitutions. En tout cas, elle agirait si lentement, que l'aptitude morbide à l'infection persisterait pendant des années et constituerait un danger permanent.

Nous condenserons toutes les considérations qui précèdent dans la formule suivante : *L'affaiblissement général de l'organisme qui précède ou accompagne l'infection tuberculeuse et se manifeste sous une apparence anémique plus ou moins marquée est dû à l'existence de digestions intra-cellulaires vicieuses qui provoquent une dénutrition profonde. Celles-ci produisent des leucomaïnes et d'autres agents toxiques, qui ont pour effet de prolonger et d'aggraver ces troubles digestifs et nutritifs. C'est à leur présence que nous devons attribuer l'insuccès des médications simplement reconstituantes.*

IODE. — FORMES PHARMACEUTIQUES. — MODE D'EMPLOI.

L'iode ayant été l'objet d'une étude complète par l'un de nous, nous résumerons simplement ses propriétés principales.

L'iode métalloïde est fortement antiseptique dans la proportion d'1 pour 5000. Quand il est entré dans une combinaison chimique stable, comme sous la forme d'iodure alcalin, il n'est plus antiseptique que dans la proportion d'1 pour 7.

L'iode métal dissous a la propriété de former avec tous les alcaloïdes végétaux et animaux un précipité insoluble, d'où résulte la neutralisation de leurs propriétés. Il se comporte de la même manière vis-à-vis des matières albuminoïdes altérées.

Administré à l'intérieur, il exerce sur tous les départements organiques et sur leurs éléments anatomiques une action puissamment stimulante, qui se manifeste au bout de quelques jours dans toutes les formes de leur activité vitale fonctionnelle, nutritive et régénératrice. L'observation clinique a établi que l'iode métalloïde exerce une action 10 fois plus énergique qu'à l'état d'iodure alcalin.

Les ouvrages de thérapeutique disent, et l'on enseigne dans les cours, que l'iode est un altérant. L'inexactitude de cette assertion est établie par l'observation clinique ; nous opposerons aussi les résultats de notre expérimentation.

Les accidents d'iodisme se produisent seulement chez les personnes atteintes d'affections cardiaques et surtout chez celles dont les reins fonctionnent mal, lorsqu'elles prennent de l'iodure de potassium à dose assez élevée. Nous croyons n'avoir pas à craindre ces accidents avec notre manière d'administrer l'iode et aux doses auxquelles nous l'employons. Par contre, nous avons rencontré des malades atteints de certaines formes de dyspepsie qui ne peuvent pas tolérer l'iode, même aux doses minimes de quelques milligrammes. Nous n'en avons pas rencontré plus de 4 ou 5 sur plusieurs centaines.

On peut reprocher à l'iode de provoquer des éruptions cutanées. Il rend à la thérapeutique des services trop grands, trop précieux et trop exclusifs, pour qu'on ne lui passe pas ce petit inconvénient qui, d'ailleurs, ne persiste pas quand on continue le traitement.

Si l'iode jouit de propriétés thérapeutiques dix fois plus considérables à l'état métalloïde qu'à l'état d'iodure alcalin, il a le sérieux inconvénient d'exercer une action irritante sur l'appareil digestif lorsqu'il est donné à l'état libre dans les boissons, même à très faible dose, et quand son usage est continué pendant quelque temps. Aussi n'est-il que fort peu employé sous cette forme.

En 1822 on avait essayé de l'appliquer au traitement de la phtisie pulmonaire, en s'appuyant sur les heureux effets qu'il produit dans le traitement des scrofules. Mais à cause des défauts que nous venons de signaler, on ne l'avait employé qu'à dose absolument insuffisante. Les résultats ayant été incomplets, bien que quelquefois encourageants, l'administration de l'iode métalloïde a été à peu près abandonnée.

L'idée de fixer l'iode dans une combinaison organique, afin d'éviter son action irritante sur l'appareil gastro-intestinal et d'utiliser ses propriétés fortement antiseptiques, a été mise en pratique depuis quelque temps déjà. Si l'on administre l'iodoforme à l'intérieur, c'est parce qu'il renferme 95 pour 100 de son poids d'iode ; si l'on préconise l'iodol, l'aristol, le sozoïodol, etc., tous composés iodés organiques, pour remplacer l'iodoforme à cause de son odeur si pénétrante, c'est toujours dans le même but et pour la même raison. Malheureusement, tous ces composés retiennent trop fortement leur iode ; ils ne subissent qu'une décomposition partielle très restreinte et une faible quantité seulement de ce métalloïde exerce une action thérapeutique : en un mot, ils sont trop stables.

On sait depuis longtemps que les matières extractives du vin ont la propriété de former avec l'iode une combinaison tellement intime qu'il est complètement dissimulé aux réactifs. L'un de nous qui, depuis de longues années, suit avec une attention soutenue les effets physiologiques de cet agent thérapeutique, a cru trouver en lui une forme très utile, d'autant plus qu'à la suite de ses travaux sur les phosphates il a reconnu la nécessité d'associer à l'iode quelques-uns de ces corps. Nous dirons que c'est après de longs et multiples essais que le phosphoglycérate de potasse a été reconnu comme étant celui qui convient le mieux à l'action stimulante de l'iode et favorise le plus la restauration histologique. Le vin iodo-phosphaté qui a servi à nos expériences, renferme, par cuillerée à potage, 25 milligr. d'iode et 10 centigr. de phosphoglycérate de potasse.

Afin de pouvoir augmenter la quantité d'iode, sans recourir à des doses exagérées de vin, nous avons fait aussi usage de pilules iodo-phosphatées. Après de nombreux essais, nous avons reconnu que c'est l'extrait de noyer que l'organisme tolère le mieux sans jamais fatiguer l'estomac. Cette considération a une très grande importance pour une médication qui doit être suivie très longtemps. Les extraits riches en tannin sont certainement ceux qui se combinent le mieux à l'iode ; nous savons encore qu'on a recommandé le tannin pour combattre les sueurs des phtisiques ; malheureusement le tannin et tous les extraits qui en contiennent de fortes proportions exercent sur l'estomac une action apepsiante qui se manifeste peut-être avec une certaine lenteur, mais les effets n'en sont pas moins certains et on les voit toujours faire perdre l'appétit qu'ils avaient d'abord augmenté. Aussi, ne peut-on en faire un usage régulier que pendant un temps limité et assez court ? Les extraits de ratanhia et de quinquina associés à l'iode ont été expérimentés : il est rare qu'ils aient pu être employés au delà d'un mois ; nous les avons donc abandonnés. L'extrait de noyer nous a donné d'excellents résultats. Nous avons des malades qui font un usage presque continu de ces pilules depuis plusieurs années et aucun d'eux n'a observé de fatigue de l'estomac.

On pourrait nous objecter que le noyer contient aussi du tannin ? Cela est vrai ; mais nous ferons remarquer que la substance astringente qu'il renferme, bien que de la famille des tannins, a des propriétés très faibles et il ne tanne pas les membranes animales, cela explique son innocuité sur l'estomac. Chacune de nos pilules renferme 25 milligrammes d'iode combiné à 10 centigr. d'extrait de noyer et 4 milligrammes de phosphate de fer.

Dans ces deux préparations, l'iode parfaitement occlus est sans action sur l'appareil gastro-intestinal. Et, sous cet état de combinaison instable et combustible on a un agent thérapeutique tout à fait comparable à l'iode libre pour l'énergie de ses actions. Comme il circule plus lentement que les iodures alcalins et que son iode n'est mis en liberté que successivement, à mesure des oxydations du composé végétal, il agit d'une manière continue, mais par très minime quantité à la fois.

La dose maximum d'iode qui a été administrée à nos malades a été de 40 centigrammes par jour, représentés par 4 cuillerées de vin et 12 pilules. Elles ont aussi ingéré en même temps 40 centigrammes de phosphoglycérate de potasse et 5 centigrammes de phosphate de fer. La quantité de ce dernier phosphate, bien que minime, est cependant suffisante pour combattre l'état anémique des malades et elle n'a jamais provoqué d'hémoptysies chez des malades qui en avaient eu antérieurement.

Pour éviter la fatigue résultant de l'action trop puissamment stimulante de l'iode sur des organismes débilités, nous avons commencé par des doses très faibles qui ont été augmentées successivement. La première semaine, nous avons donné 2 cuillerées de vin, en deux fois chaque jour, un peu avant le repas ; 2e semaine, 2 c. de vin et 2 pilules ; 3e semaine, 3 c. de vin et 3 pilules ; 4e semaine, 4 c. de vin et 4 pilules. Pendant chacune des 5e, 6e, 7e et 8e semaine, le nombre des pilules a été porté successivement à 6, 8, 10 et 12 par jour. Arrivé à la dose quotidienne de 4 c. de vin et 12 pilules, celle-ci a été continuée pendant 5 mois sans aucune

interruption. Cela a constitué pour cette première période un traitement intensif (1) régulier de 7 mois (du 3 octobre 1891 au 1er mai
1892). A partir de cette date la dose d'iode a été diminuée de moitié.

Nous pensons que de tous les traitements préconisés jusqu'à ce
jour contre la tuberculose il n'en est pas qui réponde plus complètement à la double indication pathologique de faire de l'anti-
sepsie puissante, de régénérer l'organisme et de le stériliser. En
effet, le microbe de la tuberculose établit le plus souvent son siège dans le parenchyme pulmonaire ; mais il est constant que cet
organe n'est généralement pas le seul affecté. L'affection tend toujours à se généraliser et il arrive quelquefois que la maladie débu-
tant dans un autre organe ; ce n'est que postérieurement que le
poumon est envahi. Or, l'iode est un microbicide puissant et parfaitement diffusible ; il peut donc aller atteindre les microbes
dans tous leurs lieux d'élection. Si les îlots affectés sont d'une
imperméabilité absolue, ce qui est possible ; en imprégnant toutes les régions perméables qui les entourent, il peut, avec le temps,
amener leur destruction en faisant obstacle à leur extension.
Ainsi, en donnant l'iode à dose intensive, nous faisons de l'anti-
septie interne aussi énergiquement que possible. D'autre part,
sur l'état de l'organisme qui constitue le terrain prédisposé,
l'iode associé à des phosphates physiologiques, produit des effets
multiples. Par son action fortement stimulante, il excite l'activité
nutritive et fonctionnelle des éléments anatomiques ; il redresse
leurs digestions intra-cellulaires, en neutralisant les leucomaïnes
et les toxines qu'ils produisent ; il les aide ainsi à reconstituer
leur provision azotée et phosphatée, cette dernière, au moyen des
matériaux qui lui sont associés. Il en résulte un relèvement manifeste et rapide de l'énergie vitale qui met l'organisme en état de
lutter contre les envahissements microbiens. Il opère encore une
véritable épuration des milieux et des liquides physiologiques, en
neutralisant les poisons sécrétés par les microbes ; en outre,
comme il active les fonctions excrétantes et sécrétantes, tous les
produits viciés sont rapidement éliminés. Enfin, comme il circule
constamment une petite quantité d'iode à travers l'organisme par
l'intermédiaire des liquides physiologiques, celui-ci se trouve sté-
rilisé.

(1) Nous ferons observer, en passant, que la quantité d'iode 0,40 centigr., que nous qualifions d'intensive sous les deux formes pharmaceutiques que nous préconisons, n'en introduit pas dans l'économie une
quantité sensiblement supérieure à la moitié de celle contenue dans un
gramme d'iodure de potassium.

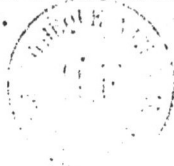

EXPÉRIMENTATION CLINIQUE.

Depuis le 3 octobre 1891, nous avons employé le traitement iodo-phosphaté chez un assez grand nombre de malades de la clinique de l'Hôpital de Villepinte ; mais 12 seulement l'ont suivi très régulièrement depuis plus d'une année ; nous ne parlerons que de celles-là.

Nous ferons observer immédiatement, pour n'y pas revenir, que nos malades appartenant aux classes nécessiteuses, nous avons rarement rencontré chez elles les bonnes conditions d'hygiène et d'alimentation, adjuvants si utiles des traitements thérapeutiques dans la tuberculose.

7 de ces malades étaient atteintes de phtisie pulmonaire du premier degré très caractérisé avec matité légère, craquements fins, résonnance un peu exagérée de la voix. Chez 5 d'entre elles il y avait, en même temps, de la tuberculose laryngée du 1er degré caractérisée par des rougeurs des bords libres des cordes vocales, aspect velvétique de la commissure postérieure avec desquamation épithéliale.

Les 5 autres malades étaient atteintes de phtisie pulmonaire du 2e degré caractérisée par de la matité, des craquements humides, résonnance exagérée de la voix. Chez 1 d'entre elles, il y avait en même temps de la phtisie laryngée du 2e degré caractérisée par des ulcérations des cordes vocales, de l'aspect velvétique, et chez quelques-unes, par des poussées d'œdème des aryténoïdes.

L'âge de ces malades varie entre 15 et 42 ans.

Les préparations iodées, vin et pilules ont été administrées à dose progressive, suivant les indications précédentes.

Symptômes généraux. — Un des premiers effets observés chez les malades soumis à la médication iodée consiste dans une stimulation générale, qui s'étend aux éléments anatomiques des tissus et aux fonctions des organes. Sous cette influence, nous avons constaté, chez à peu près toutes nos malades, une légère poussée congestive du côté des poumons et du larynx caractérisée par de la rougeur plus vive du larynx, une toux un peu plus fréquente, une expectoration plus abondante, une matité et une résonnance de la voix très légèrement plus accusée avec un peu de fièvre à certains moments de la journée. Cette période congestive a eu une durée de 6 à 12 jours. En général, il n'y a pas eu perte de sommeil, mais, chez deux malades plus affaiblies, le sommeil a été irrégulier avec deux ou trois intermittences de peu de durée chaque nuit ; elles n'en ont pas ressenti de fatigue dans la journée. L'appétit était plutôt meilleur. Cette période passée, les malades ressentent une impression de bien-être et une plus grande aptitude à s'occuper de leurs affaires. Elles se sentent plus fortes. Ces premiers résultats ont exercé une influence des plus heureuses sur le moral des malades.

Après ces effets d'excitation du début, l'expectoration diminue peu à peu, ainsi que la toux et les signes de l'auscultation. Après 6 semaines de traitement, on peut constater déjà à l'auscultation une amélioration bien notable. A ce moment, l'appétit a augmenté d'une façon très évidente.

Au cours de l'hiver, plusieurs de nos malades ont éprouvé des poussées de bronchite subaiguë et de grippe ; chez quelques-unes il y a eu des accès de fièvre bien marqués. Ces accidents n'ont pas duré plus de 5 à 6 jours ; la réaction générale a été très peu marquée et n'a laissé aucune trace d'aggravation dans l'état des malades. Il est intéressant de rapprocher ces résultats de ceux que l'on observe fréquemment dans la pratique de la ville, où les attaques d'influenza ont laissé un état d'affaiblissement difficile à faire disparaître. S'il nous était permis de hasarder une comparaison sur ces faits constatés, nous dirions que nos malades se sont comportées comme les animaux à qui l'on inocule une maladie virulente, après les avoir vaccinés préalablement au moyen de virus atténués.

Nutrition. — Avec cette médication, il est à remarquer que, tout en obtenant une amélioration générale plus marquée que dans la plupart des autres méthodes de traitement de la phtisie, on obtient bien moins l'engraissement des malades. Quelques-unes qui, avaient antérieurement éprouvé une diminution de poids assez notable ont augmenté, l'une de 2 kilos, 3 autres de 4 à 5 kilos en 6 mois c'est-à-dire qu'elles ont tendu à retrouver leur poids ancien. Le plus grand nombre n'ont augmenté que d'un demi-kilo, un kilo ou un kilo et demi ; mais elles se sentaient plus fortes et beaucoup plus aptes à faire leurs travaux que toutes ont repris dans le courant de l'hiver. Ces résultats, extrêmement différents quand on les prend dans leur ensemble, ne porteraient en eux aucune signification ; ils en ont une, cependant, très intéressante qui se dégagera des explications qui vont suivre.

L'iode, ainsi que nous l'avons fait remarquer antérieurement, est un puissant stimulant qui porte son action sur l'activité nutritive, fonctionnelle et génératrice des éléments cellulaires ; et, selon l'état et l'âge du sujet, les résultats de son action peuvent être fort différents en apparence, quelquefois même contradictoires. Si le sujet est adipeux et lymphatique, infiltré de sérosité ; par l'action de l'iode, les corps gras seront résorbés et brûlés, l'excès de sérosité éliminé par les divers émonctoires, d'où diminution de volume et de poids. C'est d'après ces effets que s'est formée l'opinion que l'iode fait maigrir. Mais si le sujet est jeune et n'est pas arrivé à son complet développement, alors, en même temps que se produisent les effets précédents, il y a une prolifération abondante de cellules nouvelles dans les divers tissus, qui se traduit par une augmentation de volume et de poids. Or, il peut arriver que cet accroissement des tissus proprement dits dépasse le poids de graisse et de sérosités perdus ; on arrive alors à ce résultat paradoxal : qu'il y a chez les sujets diminution de volume et augmentation de poids. Lorsque le sujet, en raison de son âge, a acquis son développement complet, la perte de sérosité et de graisse n'a pas ailleurs sa compensation ; il y a alors diminution absolue de volume et de poids.

L'âge de nos malades étant compris entre 15 et 42 ans, il se trouve que les unes sont en pleine période de croissance ; chez d'autres, elle est déjà plus ou moins avancée ; chez les autres, enfin, elle est terminée. Nous trouvons donc déjà, dans la période d'évolution physiologique différente de nos malades, une explication rationnelle des différences constatées dans l'augmentation de poids. Enfin, parmi ces sujets, il en est qui sont prédisposés à un développement plus considérable que les autres. On voit que les résultats enregistrés, si différents en apparence, trouvent leur explication rationnelle et physiologique. Dans tous les cas il y a une amélioration bien marquée des fonctions nutritives et un relèvement considérable de l'énergie vitale.

ÉTAT DES LÉSIONS APRÈS SIX MOIS DE TRAITEMENT.

Au mois d'avril, en examinant les sept malades du 1er degré, nous ne constatons plus de craquements que dans un seul cas et encore à peine perceptible ; la matité a disparu chez toutes les malades.

L'aspect velvetique a disparu chez 4 malades et la desquamation épithéliale chez toutes. Il ne reste plus de rougeur du bord libre que chez deux malades.

Parmi les 5 malades du 2e degré nous trouvons chez 2 des craquements encore assez marqués, mais matité et résonnance de la voix moins accusées ; chez les 3 autres on n'entend plus que quelques craquements très fins et secs et la matité a disparu à peu près, ne laissant subsister qu'un peu de résonnance exagérée de la voix.

Les symptômes laryngés ont également diminué dans des proportions notables ; l'œdème des aryténoïdes a disparu, ainsi que les ulcérations des cordes vocales, et il ne reste plus que de l'as-

peet velvétique de la commissure postérieure avec léger épaississement du bord libre des cordes vocales.

Notre travail serait incomplet si nous ne vous signalions pas le
cas d'une malade âgée de 32 ans, tuberculeuse du 2e degré avancé,
non comprise dans la liste précédente, chez laquelle notre médication n'a pas pu être tolérée. Elle a dû être arrêtée au cours de
la troisième semaine par suite de douleurs très vives qu'elle éprou-
vait dans l'estomac. Ces douleurs se sont manifestées dès la première semaine alors qu'elle prenait seulement 2 cuillerées de vin ;
elles ont peu augmenté dans la seconde semaine quand la malade
prenait 2 cuillerées de vin et 2 pilules ; mais elles sont devenues
très vives dès le commencement de la troisième semaine, quand
la malade a pris 3 cuillerées de vin et 3 pilules ; c'est à ce moment qu'on a suspendu la médication.

Nous avons attribué ces douleurs occasionnées dans l'estomac
par le vin iodo-phosphaté à un mauvais état de cet organe ; la
malade nous a en effet déclaré qu'elle était très dyspeptique depuis plus de 10 ans.

Cette observation nous indique que l'on rencontrera parfois
des malades chez lesquels la médication iodo-phosphatée, telle
que nous l'avons instituée, ne sera pas tolérée et que ceux-ci se
trouveront surtout dans la classe des dyspeptiques. Mais enfin,
comme, sur plusieurs centaines de malades qui ont fait usage de
cette médication, nous n'en avons rencontré que 4 cas, tout nous
porte à croire qu'ils seront fort peu nombreux. Nous avons aussi
rencontré un malade adulte dont l'estomac n'a pas pu tolérer le
vin iodo-phosphaté. Dans ce cas, le malade a pris la quantité extrêmement minime d'une cuillerée à café de vin par jour et l'intolé-
rance s'est manifestée dès le 3e jour.

INDICATIONS BACTÉRIOLOGIQUES.

La découverte du bacille de Koch a apporté certainement un
élément de grande valeur pour le diagnostic des affections tuber-
culeuses. Dans les cas douteux, la présence du bacille spécifi-
que dans les expectorations a donné la certitude, lorsque l'on
n'avait que des présomptions. On a alors posé en principe : *que
la présence du bacille de Koch était la preuve indéniable de l'infection
tuberculeuse.* De cette assertion aujourd'hui unanimement admise,
on a cru pouvoir tirer la seconde conclusion que voici : *la dispa-
rition du bacille des crachats est la preuve certaine de la guérison
de la tuberculose.* Malheureusement les résultats cliniques sont
bien loin de confirmer cette dernière hypothèse. Elle n'a cependant pas été repoussée *a priori*, loin de là. Des expérimentateurs

nombreux ont suivi avec le microscope les effets des diverses médications antiseptiques et ils ont observé dans les expectorations des modifications rapides,qui ne pouvaient certainement pas être accompagnées d'améliorations parallèles aussi rapides dans le tissu pulmonaire. Nous avons pu constater dans plusieurs cas différents que, si les bacilles spécifiques en bâtonnets disparaissent plus ou moins rapidement des crachats sous l'influence des divers antiseptiques, ils paraissent remplacés par d'autres de formes différentes. Des améliorations sensibles peuvent se produire simultanément ; mais notre expérience ne nous permet pas d'admettre la guérison des malades, dès qu'on ne trouve plus de bacilles spécifiques.

Au début de notre expérimentation, nous n'avons pas pu avoir de crachats de la plupart de nos malades ; il nous a donc été impossible de faire la recherche bacillaire ; mais chez tous, la tuberculose était nettement indiquée par l'ensemble des symptômes cliniques. Nos recherches bactériologiques ultérieures nous ont prouvé que le manque d'examen du début ne pouvait pas avoir une importance bien considérable. Aux mois de mars et avril nous avons analysé les crachats de nos malades et chez toutes le résultat a été négatif. Nous avions cependant la certitude que nos malades n'étaient pas guéries ; alors, en admettant qu'au mois d'octobre les crachats contenaient les bacilles spécifiques en bâtonnets ; leur absence au mois d'avril ne nous permettait cependant pas d'affirmer leur guérison complète, les résultats de l'investigation clinique s'y opposaient.

Indépendamment des malades précédentes, il en est d'autres chez lesquelles nous avons pu faire quelques observations intéressantes. Au mois d'avril dernier, une jeune femme de 22 ans tuberculeuse au 3e degré, prenait des capsules de créosote et faisait des inhalations de vapeur d'eau créosotée ; se trouvant fatiguée de ce régime, nous nous proposons de la soumettre au traitement iodo-phosphaté ; mais auparavant, nous examinons ses crachats. Ils sont uniformément blancs, avec une très légère teinte jaune verdâtre. Examinés à l'état naturel on les trouve renfermant de très nombreux groupements en aiguilles étoilées de margarine soluble dans l'éther ; après préparation, nous constatons la présence de quelques bacilles de Koch et de nombreuses spores rapprochées de manière à simuler des bâtonnets ; en même temps nous observons des bacilles de forme olivaire allongée dont la longueur égale la moitié de celle des bâtonnets spécifiques et la largeur double de celle de ces mêmes bâtonnets.

Soumise au traitement iodo-phosphaté dont on élève progressivement les doses, mais un peu plus lentement, nous analysons de nouveau ses crachats après deux mois et demi de traitement dont elle commence à ressentir de bons effets. Ces crachats sont épais, d'un jaune verdâtre plus accusé ; observés à l'état naturel, on constate la présence de nombreux débris épithéliaux alvéolaires et de fibres élastiques sous forme de filaments. Après préparations, nous ne retrouvons plus les bacilles olivaires. mais les bâtonnets spécifiques plus courts et plus fins. Cette élimination abondante de débris-morbifiés et des bacilles que contenaient les alvéoles malades résulte très probablement de l'action de l'iode. A quelques jours de là, nous avons perdu de vue cette malade qui est allée habiter un quartier très éloigné de la consultation.

Nous avons eu aussi à examiner les crachats d'un jeune homme atteint de tuberculose à évolution rapide consécutive à une pleurésie : ces crachats renfermaient de très nombreux bacilles de Koch, soumis par le Dr Delthil, son médecin, à des inhalations d'air térébenthiné et iodoformé ; nous avons de nouveau analysé les crachats après 10 jours de ce traitement. Les bâtonnets avaient disparu et étaient remplacés par les bacilles olivaires dont nous venons de parler. Nous n'avons trouvé les bacilles olivaires que dans ces deux cas, jusqu'alors. Résultent-ils d'un changement de forme du bacille de Koch sous l'influence de l'agent médicamenteux ; c'est possible ? Nous nous c⋅⋅tentons aujourd'hui d'attirer l'attention sur ce fait et nous attendons de plus nombreuses observations avant de formuler une conclusion.

Nous venons de présenter le tableau fidèle des observations relevées au cours de nos sept premiers mois d'expérimentation durant lesquels l'iode a été donné à dose intensive. Nous avons insisté sur ce point que nos malades sont très améliorées, mais ne sont pas guéries; les couleurs fraîches et rosées qui ont remplacé, chez elles, le teint cachectique, changement bien observé par leur entourage, ont exercé sur leur état moral une influence des plus heureuses.

A partir du mois de mai, alors que nous pouvions espérer une température plus clémente, nous avons voulu voir comment se comporteraient nos malades en leur faisant suivre le traitement iodé à dose moitié moins élevée. La température exceptionnelle de cet été a déterminé chez quelques-unes de nos malades de l'inappétence et un peu d'hyperesthésie nerveuse, nous avons combattu cet état en adjoignant au traitement iodé des gouttes d'acide phosphovinique (éther phosphorique acide) en solution titrée au dixième. Chez les plus jeunes de nos malades, afin d'éviter l'affaiblissement que pouvait produire la chaleur excessive, nous avons augmenté la proportion de phosphate de fer (0,20 par jour).

Ce traitement a été continué dans les mêmes conditions du mois de mai jusqu'à ce jour (novembre). Nous constatons, d'après nos observations du mois dernier (octobre), que sur les 7 malades du 1er degré aucune ne présente de craquements ; la matité a disparu également chez toutes et est remplacée chez 5 par de la résistance au doigt ; la résonnance exagérée de la voix est également à peine sensible chez 4 d'entre elles ; le symptôme qui persiste encore chez 6 malades est l'expiration prolongée. Du côté du larynx il ne reste plus d'aspect velvétique que chez une seule malade et c'est également la seule qui ait encore de la rougeur du bord libre.

Des 5 malades primitivement du second degré 4 ont continué cette seconde partie du traitement. Chez 3 il n'y a plus que de la submatité légère avec résonnance exagérée de la voix et expiration prolongée, ainsi que quelques râles fins et très secs, mais seulement dans les expirations forcées ; la quatrième présente des râles un peu plus humides et un peu plus fréquents. Au larynx l'aspect velvétique a encore diminué et même disparu dans deux cas ; les cordes vocales n'ont plus d'ulcérations, elles sont encore un peu épaissies sur le bord libre et conservent de l'aspect opalescent.

Nous voyons par les résultats de cette seconde partie du traitement, qui a duré six mois à une dose diminuée, que les résultats acquis pendant la première période se sont confirmés et accentués ; et que chez 8 malades sur 12, c'est à peine si, par l'examen le plus attentif de la poitrine et du larynx on retrouve encore quelques légères traces de la lésion primitive.

L'état général est également devenu meilleur chez dix des malades dont 6 ont encore augmenté de 1/2 à 1 kilogr., tandis que les quatre autres sont restées à peu près stationnaires comme poids.

Inhalations d'essence de térébenthine iodée.

Comme complément du traitement iodo-phosphaté, pour obtenir sur le larynx et sur les lésions pulmonaires une action plus directe de l'iode, nous avons eu recours à des inhalations d'air ayant traversé un mélange d'iode, d'alcool et d'essence de térébenthine. Il se forme une véritable combinaison entre l'iode et l'essence de térébenthine, dont l'action thérapeutique dérive de celle des deux composants, sans présenter leur caractère irritant et même caustique.

Nous ferons remarquer immédiatement, que ces inhalations ne sont pas une réminiscence plus ou moins adultérée, de celles qui ont été expérimentées de 1830 à 1850 par Piorry à la Charité, Baudelocque aux Enfants, etc., etc., et que l'on a dû abandonner à cause de leur action par trop irritante sur la bouche et les organes respiratoires. Nous nous plaisons à reconnaître que nous avons emprunté à notre collègue le Dr Delthil l'idée de l'essence de térébenthine ; mais nous avons substitué l'iode métalloïde à l'iodoforme à cause de l'odeur pénétrante de ce dernier corps, dont tous les malades qui en font usage sont imprégnés.

Voici la composition et la manière de préparer la liqueur aseptogène iodo-térébenthinée dont nous nous servons :

Iode métalloïde en poudre. . . . 10 grammes.
Alcool à 9.°. . . . . 20 gr.

Mêlez dans un flacon puis ajoutez :

Essence de térébenthine . . . . 200 gr.
Essence d'aspic . . . . 10 gr.

L'action de l'iode sur l'essence de térébenthine est extrêmement vive. Quand on laisse tomber un petit cristal de ce métalloïde dans de l'essence, il se produit un bruit analogue à celui d'un fer rouge que l'on plonge dans l'eau. Si la quantité d'iode ajouté est un peu forte, l'échauffement du mélange est considérable ; il peut même y avoir projection de liquide. L'addition d'une très petite quantité d'alcool a pour effet de faire disparaître la violence des actions chimiques ; celles-ci s'effectuent rapidement, mais avec une grande modération et le liquide s'échauffe peu ; il n'y a pas de dégagement de gaz. Tout l'iode mélangé à l'alcool se trouve dissous presque instantanément après quelques agitations légères de la masse. Il se forme un térébenthène polyiodé, qui reste dissous dans l'alcool et qu'il colore en rouge foncé.

Au repos, le liquide se sépare en deux couches ; la supérieure jaune orangé clair est formée par l'essence de térébenthine tenant en dissolution une petite quantité de térébenthène iodé ; l'inférieure, rouge foncé est l'alcool contenant dissous le térébenthène polyiodé. Nous insisterons particulièrement sur ce fait que dans le liquide alcoolique il n'y a pas d'iode libre, car si l'on en mélange quelques gouttes à de la benzine, celle-ci se colore à peine instantanément et le liquide reste séparé au fond du flacon. Après un contact de 24 heures, la benzine a pris une légère teinte rouge vineux, qui n'est pas celle produite par l'iode libre. En faisant abstraction des petites quantités d'alcool et de l'essence de lavande qui est là surtout pour modifier l'odeur de l'essence de térébenthine, le liquide aseptogène peut être considéré comme un mélange d'essence de térébenthine naturelle et de térébenthène polyiodé.

La méthode d'inhalations consiste à faire aspirer l'air qui a barboté dans le liquide iodo-térébenthiné, placé dans un appareil *ad hoc*. Pendant cette opération, les deux couches de liquide se mélangent, pour se séparer de nouveau au repos. La même liqueur peut servir tant que la couche rouge inférieure n'a pas disparu.

Nous avons cherché à déterminer la nature des agents qu'entraine l'air et qui exercent une action thérapeutique sur les muqueuses des organes respiratoires. Nous écarterons d'abord le composé iodé pour n'envisager que l'action de l'air, ou plutôt de l'oxygène sur l'essence de térébenthine.

Lorsqu'on fait passer de l'air à travers l'essence de térébenthine, celle-ci absorbe petit à petit une quantité d'oxygène qui peut s'élever à plusieurs centaines de fois son volume. L'essence oxygénée possède des propriétés oxydantes et décolorantes très énergiques. Schœnbein, le premier, a montré que dans l'essence de térébenthine l'oxygène absorbé forme deux combinaisons différentes, dont la première est beaucoup plus stable que la seconde. Dans cette dernière, l'oxygène est retenu avec si peu d'énergie qu'il s'en sépare le plus facilement pour agir sur d'autres corps et manifester les propriétés de l'ozone. M. Berthelot, dans une étude postérieure très importante, arrive aux conclusions suivantes : l'essence peut contenir l'oxygène sous trois formes : 1° de l'oxygène simplement dissous et déplaçable par un autre gaz ; 2° de l'oxygène définitivement combiné formant des produits résineux ; 3° de l'oxygène engagé dans une combinaison peu stable et apte à se porter sur certaines matières suroxydables.

« Ces résultats, dit-il, jettent beaucoup de lumière sur l'action oxydante exercée par l'essence non seulement à l'état isolé, mais aussi avec le concours de l'air. En effet, l'action oxydante exercée dans ce dernier cas ne peut être envisagée comme un problème d'entrainement pur et simple, provoqué par l'action simultanée de l'essence, car l'expérience prouve que l'essence oxydée jouit précisément des propriétés oxydantes voulues, indépendamment de l'oxygène de l'air, ce qui autorise à la regarder comme l'intermédiaire nécessaire de l'oxydation. Cette conjecture fort vraisemblable explique tous les phénomènes sans autre hypothèse. Elle écarte également l'opinion d'après laquelle l'oxygène, en agissant sur l'essence acquerrait les propriétés de l'ozone.

« C'est là une simple supposition qu'aucun fait connu jusqu'ici ne vient appuyer et qui n'est encore nécessaire à l'explication d'aucun phénomène. Mais le plus saillant, celui d'un composé organique oxydable, doué de propriétés oxydantes vis-à-vis d'autres composés organiques et apte à leur transmettre l'oxygène de l'air que ceux-ci n'absorberaient pas directement, n'en subsiste pas moins avec des caractères nouveaux propres à le préciser et à lui assigner sa physionomie véritable. »

Les deux opinions divergentes de Schœnbein et de M. Berthelot ont eu chacune leurs adhérents ; la question a été étudiée à nouveau par divers chimistes de valeur, parmi lesquels nous citerons spécialement un travail important de Kingzett de Londres qui corrobore complètement les conclusions de M. Berthelot. Ce qu'il est intéressant pour nous de retenir de ces études contradictoires; c'est que l'oxygène de l'air en traversant l'essence de térébentine, indépendamment de la portion qui contribue à l'oxyder et à la résinifier, donne naissance à un composé oxydant instable et entrainable, se rapprochant de l'ozone par ses propriétés, mais n'en étant pas. De plus, ce composé au contact de l'eau a la propriété de donner naissance à de l'eau oxygénée. Malheureusement, il a été impossible jusqu'alors de l'isoler ; c'est pourquoi il est l'objet d'interprétations diverses sur sa nature.

En tout cas, au point de vue qui nous occupe ici, du moment qu'il peut être entrainé au moins partiellement par l'air et qu'au contact de l'eau il donne naissance à de l'eau oxygénée, nous avons un baractéricide énergique, de l'action duquel nous avons à tenir compte.

Il était important, d'autre part, d'observer si le térébenthène polyiodé est entrainé par l'air qui traverse le mélange liquide ; et de connaître la quantité qui peut être contenue dans un volume déterminé d'air.

L'air qui a traversé l'essence de térébenthine iodée a circulé successivement dans trois flacons de Woulf contenant : le 1er de la benzine ; le 2e une dissolution de soude caustique pure ; le 3e une solution d'iodure de potassium pur amidonné. Une barrique de 250 litres emplie d'eau en communication avec la batterie de flacons servait d'aspirateur ; l'écoulement a été réglé à raison de 30 litres à l'heure. Par ce moyen, nous avons fait passer 2.000 litres d'air en 4 jours et 4 nuits.

Chaque fois que le tonneau était vide, on a observé que la benzine avait une légère teinte rosée; celle-ci disparaissant dès que l'air recommençait à circuler. Cela tient très probablement, d'une part, au peu de solubilité du térébenthène iodé et à l'entrainement facile du dissolvant benzinique par l'air.

Le composé oxy-térébenthiné et le térébenthène iodé sont arrêtés et décomposés par la solution alcaline qui acquiert une odeur balsamique très prononcée. Le liquide reste incolore, et aucune réaction secondaire, de l'eau oxygénée sur l'iode, si elle se produit, n'est visible en raison de l'alcali en excès. Nous avons dosé l'iode dans ce liquide par les procédés ordinaires. La quanlité entraînée par un litre d'air est très sensiblement 3 dix milli-grammes, soit pour 100 litres d'air 3 centigrammes d'iode sup-posé libre. Comme nous n'avons pas constaté la présence de l'iode dans l'urine des malades soumises exclusivement à ces in-halations, ni après 8 jours, ni après 15, nous supposons que ce composé exerce simplement une action locale topique sans dé-composition et qu'il est éliminé avec les expectorations. En tout cas il y a une action thérapeutique indéniable.

Le 3e flacon contenant une solution d'iodure de potassium pur amidonné n'a pas indiqué le passage d'eau oxygénée, ni d'ozone. Il a cependant contracté une odeur térébenthinée très marquée.

En résumé, dans les inhalations d'essence de térébenthine io-dée que nous préconisons, nous avons deux principes différents qui exercent une action thérapeutique dans le même sens, à sa-voir : un composé oxytérébenthiné qui, par la faculté qu'il pos-sède de former de l'eau oxygénée, agit comme bactéricide éner-gique ; puis un térébenthène polyiodé qui, soit par lui-même, soit par son iode, si celui-ci est déplacé par l'eau oxygénée, produit un effet antiseptique local également puissant.

Nous recommandons de pratiquer ces inhalations le plus sou-vent possible dans la journée et de leur donner la plus longue durée. Les premières inhalations produisent un picotement très marqué dans le larynx ; alors, celles-ci ne peuvent guère dépas-ser une ou deux minutes de durée en commençant. L'accoutu-mance du larynx se produisant rapidement on peut bientôt les prolonger de plus en plus.

Nous avons employé ces inhalations chez les trois de nos mala-des du second degré qui avaient les lésions laryngées les plus caractéristiques. L'examen laryngoscopique nous a permis de constater qu'à partir de ce jour les lésions laryngées se sont modifiées beaucoup plus rapidement.

Pour rendre notre expérimentation plus complète, nous avons mis à ce traitement sept autres malades atteintes de tuberculose laryngée du deuxième degré dont quatre présentaient des ulcéra-tions des cordes vocales avec épaississement du bord et aspect velvétique à gros grains ; chez les trois autres, ulcérations plus superficielles avec aspect velvétique moins prononcé. On leur continue le traitement général qu'elles suivaient antérieurement à savoir : huile de foie de morue et capsules créosotées.

Sous l'influence de ce traitement local, qui n'est institué que de-puis 4 semaines chez 2 malades, 5 semaines chez deux autres et 7 semaines chez les trois dernières, elles ont constaté une rapide amélioration de leur voix ; et nous avons constaté de même, après 8 à 15 jours de ce traitement, une amélioration rapide des lésions laryngées. Les ulcérations prennent de suite un meilleur aspect et tendent à se cicatriser rapidement ; la rougeur elle-même tend à diminuer et le bord libre des cordes vocales diminue de volume. L'aspect velvétique ne s'est pas encore modifié ; mais nous ne sommes en présence que d'une expérimentation de sept semaines. Nous avons tenu à vous donner ces quelques résultats, parce que les inhalations sont, pour ainsi dire, le complément local du traitement général par l'emploi intensif de l'iode métalloïde en combinaison organique instable, dont cette nouvelle combinaison n'est qu'un dérivé approprié au traitement local.

Nous nous proposons de continuer cette étude dont nous vous ferons connaitre ultérieurement les résultats complets.

Clermont (Oise). — Imprimerie Daix frères.

LES PHOSPHATES

Leurs fonctions chez les êtres vivants

Par L. JOLLY

PHARMACIEN DE 1ʳᵉ CLASSE, OFFICIER D'ACADÉMIE

Un volume grand in-8°. — Prix : **20** *fr.* (1).

Citation honorable de l'Institut, Académie des Sciences.

(Décembre 1888.)

Il y a 50 ans, a dit le Doyen de la Faculté de médecine de Paris dans une récente leçon, le médecin n'avait dans sa bibliothèque que les livres dont il s'était servi comme étudiant; à ce bagage scientifique il ajoutait le fruit de son expérience personnelle. Il jouissait alors d'un prestige énorme et l'on n'aurait jamais songé à contester son dire. En est-il de même aujourd'hui ? Non. Le niveau de l'instruction générale s'est élevé, les journaux pénètrent jusque dans les hameaux les plus reculés; on y trouve analysés les principales découvertes scientifiques, les ouvrages médicaux, les nouvelles médications, etc. De cet état de chose, que l'on ne peut éviter et qui ne pourra certainement que croître, résulte aujourd'hui pour tous les médecins, la nécessité, sous peine de paraître déchoir, de se tenir continuellement au courant des progrès des sciences qui touchent à la médecine, s'ils ne veulent pas voir diminuer leur prestige, leur autorité scientifique et, comme conséquence, la confiance des malades et la clientèle.

Parmi les questions scientifiques qui intéressent le plus grand nombre de personnes *les fonctions des Phosphates chez les êtres vivants* tiennent un des premiers rangs. Ce sujet préoccupe, en effet, les agriculteurs, les éleveurs, autant que les médecins. Aussi bien à la ville qu'à la campagne, le médecin peut donc être fréquemment appelé à parler de ce sujet qu'il ne peut ignorer.

Cet ouvrage, le seul qui, jusqu'à ce jour, ait traité cette importante question, est donc nécessaire aux médecins. La citation honorable que lui a accordée l'Académie des Sciences au Concours de Médecine et Chirurgie Monthyon (décembre 1888), sur près de quarante ouvrages présentés, en indique suffisamment la valeur.

(1) AVIS IMPORTANT

Nous mettons à la disposition de MM. les médecins le petit nombre d'exemplaires qui nous restent avec une remise de 50 %, soit **10** fr. net.

Adresse : **Paris, 64, faubourg Poissonnière.**

Clermont (Oise). — Imprimerie Daix frères, 3, place Saint-André.

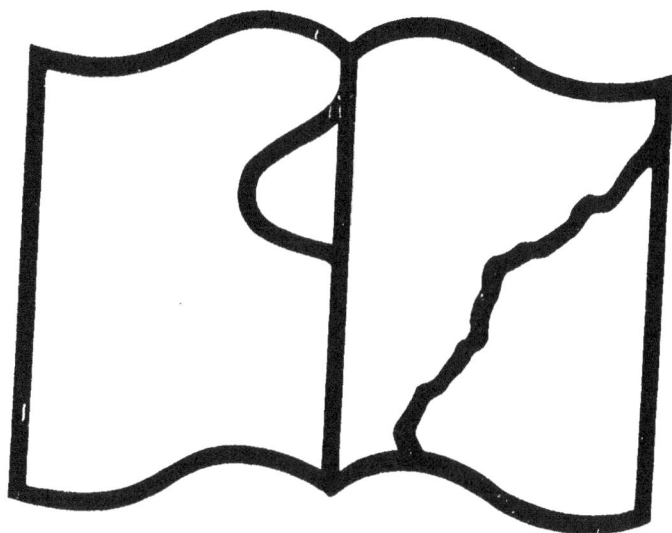

Texte détérioré — reliure défectueuse

NF Z 43-120-11

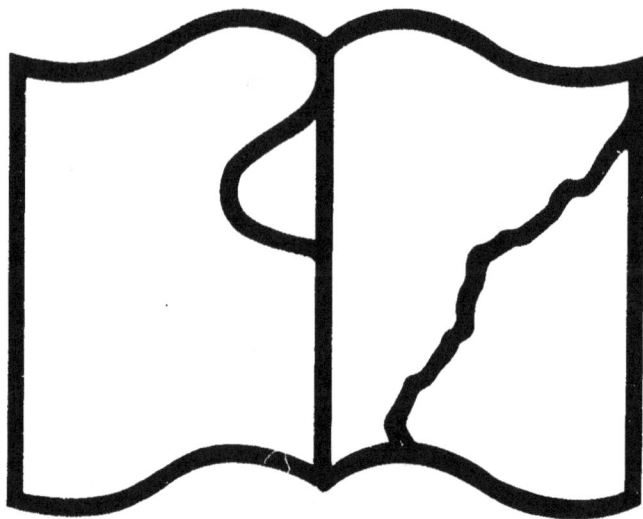

Texte détérioré — reliure défectueuse

NF Z 43-120-11

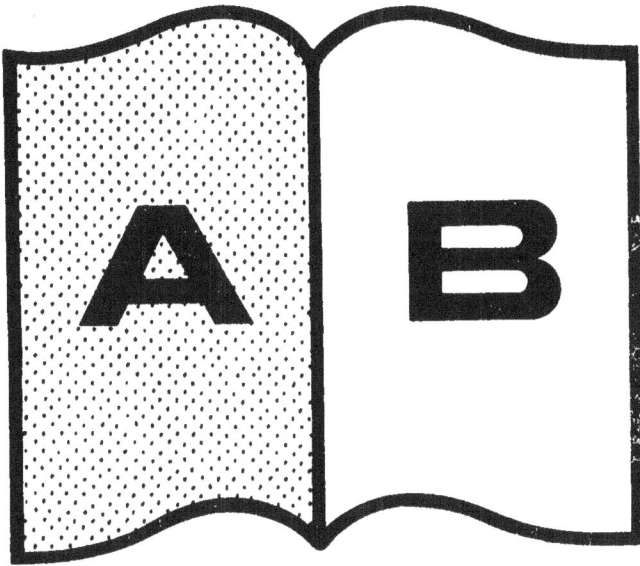

Contraste insuffisant

NF Z 43-120-14